DISCUSSION

SUR

L'HYGIÈNE DES HOPITAUX

DISCOURS

PRONONCÉ

A LA SOCIÉTÉ DE CHIRURGIE

DANS LA SÉANCE DU 23 NOVEMBRE 1864

PAR

M. H^{TE} B^{ON} LARREY.

PARIS

TYPOGRAPHIE DE HENRI PLON,

IMPRIMEUR DE L'EMPEREUR,

RUE GARANCIÈRE, 8.

—

1864

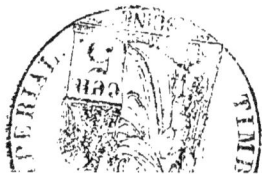

DISCUSSION

L'HYGIÈNE DES HOPITAUX.

Messieurs,

La discussion de la Société de chirurgie sur l'hygiène des hôpitaux applicable à la reconstruction de l'Hôtel-Dieu, m'avait paru jusqu'ici appartenir beaucoup plus à la pratique civile qu'à la pratique militaire, et je me serais peut-être abstenu d'y prendre part, si je n'y avais été entraîné définitivement par le discours de M. Gosselin. J'ai été surpris, je l'avoue, de ses opinions contraires à la pensée générale de la Société; mais si la position même de notre honorable collègue donne une grande autorité à sa parole, la loyauté de son caractère lui fera regretter l'expression de ses doutes, de ses incertitudes sur quelques-uns des points les plus essentiels de l'hygiène hospitalière.

Voilà pourquoi, Messieurs, je me décide à intervenir dans la question, encouragé que j'y suis d'ailleurs par quelques-uns d'entre vous, et surtout par le digne promoteur de cette discussion.

Mon intention ne saurait être de reproduire devant la Société de chirurgie le long discours que j'ai prononcé, en 1862, à l'Académie de médecine, sur l'hygiène des hôpitaux militaires; mais je me propose d'emprunter aux grands établissements de l'armée quelques-uns des arguments les plus propres à établir la conviction sur ce qui convient le mieux à la salubrité des hôpitaux en général et à celle de l'Hôtel-Dieu en particulier. Une expérience de trente et quelques années dans les hôpitaux militaires, l'habitude de suivre pendant longtemps les hôpitaux civils, la suppléance de M. le professeur Cloquet pendant trois ans à l'hôpital des Cliniques, et enfin depuis 1858, l'inspection médicale de la plupart des hôpitaux militaires de la France et de l'Algérie, tels sont les antécédents que je puis faire valoir pour discuter la question qui occupe en ce moment l'attention du corps médical et qui semble suspendre encore l'exécution d'un projet officiel.

Cependant, Messieurs, cette question est à la fois si vaste et si complexe, que je ne saurais en séparer les principaux éléments. Je vous demande donc la permission d'apprécier, à mon point de vue, ce qui a été ou pouvait être dit par plusieurs de nos collègues, et d'y joindre quelques considérations empruntées aux hôpitaux de l'armée, pour en faire l'application au futur hôpital civil.

L'étude critique de M. Trélat sur la reconstruction de l'Hôtel-Dieu expose si nettement l'état de la question et en déduit si bien les conséquences, qu'elle a déjà fixé l'attention de l'autorité administrative, comme elle doit, malgré quelques dissidences, éclairer nos débats.

Mais n'oublions point les efforts persévérants, accomplis de nos jours, par l'Assistance publique, pour assainir et transformer les hôpitaux, depuis les mémorables rapports de Tenon et de Bailly, jusqu'au magnifique travail de M. Husson, qui résume largement tout ce qui a été dit, tout ce qui a été fait, à cet égard, tant à l'étranger qu'en France. N'oublions pas non plus l'intervention si utile de plusieurs de nos honorables collègues dans la commission médicale qui a été saisie de l'examen de cette importante question. Le projet nouveau de reconstruction de l'Hôtel-Dieu a été de sa part l'objet d'un important rapport fait par M. Broca, avec une appréciation impartiale des vues de l'administration et des intérêts de l'hygiène.

Toutefois, malgré les concessions déjà obtenues, ou à obtenir encore, il n'en reste pas moins dans l'ancien Hôtel-Dieu toujours occupé, un effectif de 800 lits dont il faudra bien rétablir l'équilibre pour les besoins du service hospitalier. C'est là que réside le point de départ de la reconstruction projetée, ne le perdons pas de vue, en tenant même compte de la réduction consentie à 600 lits, réduction qui pourra s'effectuer plus complétement aussi par une répartition nouvelle ou différente et déjà proposée de cet effectif nécessaire.

Que convient-il donc de faire, selon nous, dans ce but définitif?

C'est d'abord, Messieurs, de prévenir à tout prix l'encombrement, qu'il faut considérer comme le fléau du régime hospitalier, et dont les conséquences deviennent désastreuses, lorsqu'elles sont méconnues, quelles que soient d'ailleurs les autres conditions d'hygiène les meilleures et les mieux comprises.

Je croirais superflu de revenir et d'insister sur cette considération fondamentale, si elle n'échappait ordinairement à l'attention ou aux souvenirs des gardiens de la santé publique. Il suffit en effet que la constitution médicale régnante multiplie les maladies, même les plus

légères, et à plus forte raison, provoque le développement des épidé-
mies les plus graves, pour qu'aussitôt la répartition des malades dans
les hôpitaux en dépasse le mouvement habituel. Il y a là, ou plutôt
il y a eu, à certaines époques, une tendance, je n'ose dire une rou-
tine traditionnelle, aussi bien militaire que civile, inspirée sans doute
par l'intention du bien, mais préjudiciable à la salubrité, c'est l'accumulation des malades dans les salles. Les preuves à l'appui seraient
sans nombre, s'il était opportun de les rechercher, et l'un des exemples les plus frappants déjà cités, c'est le cadre primitif de l'hôpital
Lariboisière qui ne devait comprendre que 400 malades, mais qui en
a reçu 600. De là, probablement, cette destinée fatale, malgré les conditions les plus heureuses, à tant d'autres égards. Et combien d'autres
hôpitaux ne pourrait-on pas citer qui ont subi ces conséquences fâ-
cheuses d'une augmentation de leur effectif normal !

Il n'est pas besoin d'ailleurs d'emprunter seulement aux grandes
réunions de malades des exemples à l'appui de cette vérité, pour faire
ressortir les dangers de l'encombrement. Il nous suffira de vous dire
que dans l'armée les casernes s'infectent comme les hôpitaux. Pringle
et bien d'autres hygiénistes militaires l'ont démontré. C'est ainsi que
la caserne Napoléon a offert, à l'origine de son installation, un état
d'insalubrité qui a disparu par la diminution des troupes. C'est encore
ainsi que la caserne monumentale du Prince-Eugène, sur le boule-
vard du Temple, était devenue un foyer morbide, dont se ressentait
surtout l'hôpital Saint-Martin, par l'affluence des malades. Une commission spéciale s'est activement préoccupée de cette situation, et
après bien des recherches, après certaines hésitations, elle a conclu
à faire évacuer définitivement tout un bataillon de cette caserne, qui
désormais est devenue salubre.

De semblables faits sont multipliés, presque forcément, à bord des
navires, et nos dévoués confrères les chirurgiens de la marine pour-
raient en fournir bien des exemples applicables pour eux à un vais-
seau-hôpital, comme l'est pour nous la question générale d'hygiène
appliquée à la reconstruction de l'Hôtel-Dieu.

La conséquence logique et très-simple de ce fait fondamental, c'est
donc d'éviter l'accumulation des malades, et de leur assurer le plus
d'espace possible aux dépens, si on veut, de l'élégance, des embellis-
sements et du luxe inutiles aux établissements hospitaliers.

Ne doutons pas que l'administration municipale, si bien dirigée, ne
veuille et ne sache appliquer à l'Hôtel-Dieu l'œuvre d'assainissement
qu'elle a déjà si largement accomplie, pour les divers établissements
publics de Paris tout entier.

Cela dit, Messieurs, je reprendrai, selon mes vues, les points les plus essentiels de la question qui nous occupe. Et d'abord l'emplacement.

Le principe d'établir les hôpitaux *extra muros* est certainement rationnel, toutes les fois que les limites d'une ville ne sont ni trop étendues, ni fortifiées. C'est une situation très-favorable que j'ai été à même de constater, dans un grand nombre de localités où m'ont conduit en France mes devoirs d'inspection médicale. Il paraît que hors des murs, devraient être surtout placés les hôpitaux d'accouchement, reconnus insalubres au contraire dans l'intérieur des villes.

Mais il n'en serait plus ainsi pour les grandes cités, où la distance à parcourir étant trop considérable et les besoins de l'assistance publique trop multipliés, nécessitent absolument des hôpitaux *intra muros*; et je m'étonne que l'on ait proposé de les transférer tous à la campagne. Les plus grandes villes de l'Europe ont des hôpitaux dans leur enceinte, comme on le voit à Londres surtout, dont l'organisation hospitalière a été si bien étudiée par MM. Le Fort, Giraldès, Blondel, et par d'autres encore.

La même nécessité subsiste pour les villes fortifiées, grandes ou petites, dont on ne saurait écarter les hôpitaux, sans franchir d'abord la distance voulue de la zone militaire et sans les exposer, en cas de guerre ou d'investissement, à devenir non-seulement des établissements inutiles, mais encore des lieux de refuge ou des postes de retranchement pour l'ennemi.

Reconnaissant toutefois que la situation de certains hôpitaux dans l'intérieur les expose davantage aux funestes effets de l'encombrement, je m'abstiens, tout exprès, d'en citer des exemples.

Un fait général m'a quelquefois paru inexplicable par les étranges vicissitudes que peut subir tel ou tel établissement. Soit une caserne, placée dans les conditions de salubrité les plus désirables et à peine occupée par un nombre de troupes au-dessous de sa contenance; mais cette caserne est neuve ou de récente construction et les hommes y tombent malades. Près de là se trouve une autre caserne dont le mauvais emplacement, le mauvais état, et l'occupation entière, représentent un foyer d'insalubrité apparente; il n'en est rien cependant, et nulle influence morbide ne s'y manifeste; mais cette caserne est vieille et vouée à la démolition, telle est, entre autres, la caserne de l'Ave Maria, près de celle des Célestins. Y aurait-il là cette influence des habitations particulières, reconnues insalubres, lorsqu'elles sont toutes neuves? Je le croirais volontiers. Ce serait donc un point à examiner et à sauvegarder pour l'occupation du futur Hôtel-Dieu.

Quoi qu'il en soit à cet égard, Messieurs, il deviendra utile d'examiner, un jour, si la répartition actuelle de tous les hôpitaux du nouveau Paris ne convient pas aux besoins de la grande cité, s'il n'y aura pas lieu d'en établir de nouveaux, et dans quels arrondissements il conviendra de les placer plus tard.

Nous pourrions désirer, avec quelques-uns de nos collègues, que le premier hôpital à créer fût situé au nord-est de la ville, où se porte aujourd'hui la plus grande masse de la population ouvrière, et je désignerais d'autant mieux le quartier Popincourt, que la place de Paris a eu là autrefois un grand hôpital militaire, destiné plus particulièrement aux vénériens de la garnison.

On ferait peut-être bien ensuite de construire un hôpital civil aux Batignolles ; mais n'allons pas trop loin d'avance, et rapprochons-nous de l'Hôtel-Dieu.

Son emplacement actuel, depuis si longtemps critiqué, soumis tant de fois à des projets de reconstruction, soit sur place, soit ailleurs, a été, notamment de la part de M. Trélat, l'objet d'une appréciation rigoureuse qui me semble bien fondée. Je n'essayerai donc pas de la reproduire, mais nous devons faire à cet égard de sages réserves, en poursuivant d'abord l'examen des conditions applicables à l'Hôtel-Dieu.

S'il pouvait être reconstruit sur un lieu élevé, ce serait une situation assurément préférable à celle qu'il occupe encore, ou à celle qui lui est destinée ; car on s'accorde à reconnaître les avantages de cette position pour les hôpitaux, et c'est ainsi qu'il en est souvent pour les hôpitaux de l'armée, soit en France, soit plus généralement en Algérie. Notons cependant qu'il y a des exceptions à cette règle. C'est ainsi que l'hôpital du Saint-Esprit à Rome, près du Vatican, passait autrefois pour très-insalubre, et m'a paru tel, quoiqu'il soit placé sur un point culminant de la ville.

Il n'en est pas moins vrai néanmoins que les lieux bas et humides, entourés d'eaux stagnantes, sont tout à fait contraires à l'emplacement d'un hôpital. Cette vérité n'a pas besoin de preuves.

Mais il ne faut pas confondre dans cette réprobation le voisinage des cours d'eau qui précisément semblent plutôt favorables que nuisibles à la salubrité de l'établissement. On ne saurait en douter pour les principaux hôpitaux de Lyon, placés sur les bords du Rhône, et on l'a constaté pour l'Hôtel-Dieu de Nantes, dont la reconstruction récente entre deux grands bras de la Loire avait été approuvée par une commission spéciale.

Il pourrait donc en être de même pour l'Hôtel-Dieu, faute d'un emplacement meilleur et à condition d'éloignement de cet hôpital du petit bras de la Seine, qui ressemble plus à une eau stagnante qu'à une eau courante.

Le plan de reconstruction de l'Hôtel-Dieu dans la Cité se rattache peut-être, Messieurs, à des considérations d'un ordre que nous ne pouvons apprécier, soit au point de vue de l'administration municipale, soit au point de vue de la topographie politique; mais, eu égard à la question d'hygiène, déjà si complexe et si difficile par elle-même, nous ne saurions point approuver cet emplacement, qui n'a plus sa raison d'être, comme autrefois, alors que toute la Cité représentait un amas d'habitations ouvrières ou pauvres, et lorsque les quartiers environnants, lieux malsains ou infectés, faisaient affluer chaque jour les malades à l'Hôtel-Dieu. Témoin cette rue même éloignée, dite de la Mortellerie, à cause de la funeste destinée de ses habitants.

N'insistons pas sur une vérité bien reconnue, en espérant toutefois que si le projet d'emplacement officiel est maintenu, il pourra être subordonné à des réductions désirables, comme garantie de sa salubrité. Il suffirait pour cela d'en former seulement un hôpital d'urgence ou de premiers secours, en lui donnant du reste toutes les proportions d'un modèle en ce genre, mais en lui assurant le plus vaste espace de terrain et toutes les autres conditions d'hygiène hospitalière.

Si, au contraire, le plan topographique était abandonné, pour la translation de l'Hôtel-Dieu dans le voisinage, je me rallierais complétement à la pensée de plusieurs de nos collègues, exprimée surtout et bien motivée par M. Trélat, c'est-à-dire de placer l'hôpital sur le terrain actuel de l'annexe.

Ici, Messieurs, se représente la question des grands et des petits hôpitaux. On conteste, en principe, aux grands hôpitaux, les conditions de salubrité, que, toutes choses égales d'ailleurs, les petits hôpitaux possèdent plus sûrement. Je partage cette opinion, qui pourrait, au besoin, se fonder sur ce que j'ai vu dans les établissements de l'armée. Il y a même eu autrefois, pour la garnison de Paris, de petits hôpitaux, oubliés aujourd'hui, et qui étaient alors des succursales du Val-de-Grâce : tels étaient les petits hôpitaux de la rue des Postes, de la rue Blanche et de Picpus, où, en 1832, j'ai partagé, avec mon collègue et ami M. Sédillot, un service spécial de cholériques. Mais si bien installés, si salubres que fussent ces petits hôpitaux, malgré leurs proportions restreintes, l'administration de la guerre dut les abandonner, parce qu'ils devenaient onéreux, exigeaient plus de moyens de transport et rendaient difficiles l'exécution, l'entretien ainsi que la surveillance du service.

Voilà, en effet, Messieurs, les inconvénients des petits hôpitaux, on ne peut le nier; mais on ne doit, en définitive, accorder la préférence aux grands hôpitaux, qu'à condition de les voir largement installés loin des habitations, à défaut de la campagne, c'est-à-dire au dehors ou aux confins des villes. Tel est l'hôpital de la Charité, à Berlin, le plus magnifique modèle en ce genre; tels sont quelques-uns de nos plus beaux établissements civils et militaires de France.

Et encore faut-il, pour assurer l'hygiène des grands hôpitaux, pourvoir à leur distribution intérieure, avec une intelligente sollicitude pour le bien-être et les besoins des malades.

Je conclurai donc à l'utilité de maintenir les grands hôpitaux, avec toutes les améliorations désirables, en dehors des centres de population, et à la nécessité de n'établir au milieu des villes que de petits ou de moyens hôpitaux, proportionnés aux exigences d'un service bien dirigé, bien fait et préservé surtout de l'encombrement. C'est à ces conditions seulement qu'un petit hôpital pourrait être reconstruit, sans préjudice, dans la Cité, ou mieux encore dans son voisinage.

La construction d'un hôpital, évaluée à 15 ou 20 0/0 de la superficie totale du terrain d'emplacement, doit avoir ses proportions, d'après l'étendue et non d'après l'élévation du bâtiment; on est bien d'accord aujourd'hui sur ce premier point.

Il n'en est pas ainsi de la forme de construction en elle-même, qui varie singulièrement, selon le goût des architectes ou des ingénieurs, et qui devrait pourtant s'adapter, avant tout, à la santé des malades. La forme rectangulaire d'un seul bâtiment, susceptible de s'étendre plus ou moins, me semble le système le meilleur, parce qu'il assure l'espace, l'air et la lumière de toutes parts, tandis que les autres formes, en croix, par exemple, comme dans beaucoup d'hôpitaux d'Italie et même de France, en T, en demi-cercle, et surtout en carré fermé, constituent plus ou moins des obstacles aux bienfaits de l'aération.

J'en dirais autant des pavillons séparés qui deviennent insalubres, si, n'étant point placés sur la même ligne, ils se trouvent trop rapprochés les uns des autres, ou rangés les uns devant les autres, se faisant ombre mutuellement, et se privant en partie réciproque des avantages mêmes que l'on cherche à leur assurer.

C'est pourquoi, Messieurs, l'orientation de l'hôpital n'est pas indifférente, comme on l'a supposé. La meilleure paraît être de l'est à l'ouest, à l'instar, par exemple, du palais des Tuileries et du palais de Versailles, préservés en été de la chaleur du soleil, et en hiver des vents du nord. Il serait donc désirable que cette exposition fût substituée pour l'Hôtel-Dieu à l'orientation projetée, toute contraire à celle-là.

L'élévation de l'édifice constitue l'un des points essentiels de la construction. Bailly et Tenon, les premiers, ont insisté judicieusement sur l'avantage des bâtiments à un seul étage, en accordant qu'il convient quelquefois d'en avoir deux, mais jamais trois pour les malades.

Les inconvénients de plusieurs étages superposés, s'infectant de bas en haut, ont été assez prouvés depuis, pour que nous n'ayons pas à y revenir aujourd'hui. Ce vice de construction tend à s'aggraver d'ailleurs d'autant plus, dans les bâtiments à quatre faces, fermées de toutes parts, comme les cloîtres, celui du Val-de-Grâce, par exemple. Il en est de même, par analogie, pour les hautes casernes complétement closes. Nous ne saurions trop réclamer à cet égard la sollicitude de l'autorité, afin de prévenir la décision d'une installation aussi défectueuse pour tout hôpital et spécialement pour l'Hôtel-Dieu.

Dans la distribution intérieure des locaux, les sous-sols, que l'on a raison de réprouver absolument, pour y loger des malades, ne seraient pas sans avantage, pour isoler le rez-de-chaussée d'un terrain humide, en assurant à l'édifice les conditions d'assainissement d'une construction bien faite aujourd'hui.

Au rez-de-chaussée, du reste exhaussé, seraient répartis les différents services de l'administration, la communauté des sœurs, et les dépendances de l'hôpital, pharmacie, cuisine, salle de garde, parloir, etc. L'étage supérieur appartiendrait exclusivement aux malades, et à la rigueur un second étage, laissé à peu près vide ou en réserve, servirait, selon le besoin, à disséminer les convalescents ou à isoler les malades graves.

Un double escalier, au milieu du bâtiment, séparerait le service des hommes de celui des femmes et des enfants, que l'on doit admettre aussi à l'Hôtel-Dieu, mais à part.

Quant à l'aspect extérieur de l'édifice, il doit être simple, sévère et digne de sa destination, sans comporter d'ornements superflus d'architecture. C'est à dessein que je me permets cette remarque, pour prévenir tout excédant de dépense inutile, alors qu'il faudrait au contraire viser à la plus intelligente économie de construction, afin de fonder, s'il est possible, deux hôpitaux plutôt qu'un seul.

Hors ces dispositions bien entendues, tout hôpital menacé d'encombrement serait plus insalubre, en temps d'épidémie, que les tentes et les baraques militaires ne le sont en campagne. Il y a même dans l'armée un hôpital entièrement baraqué, celui du Dey, à Alger, construit en 1830, comme hôpital provisoire, et resté assez sain jusqu'à présent, pour que sa vétusté seule le fasse remplacer aujourd'hui par un hôpital définitif.

La condition d'espace en largeur est donc la plus essentielle, pour répandre sur un hôpital l'air, la lumière et la chaleur dont il a besoin; car l'espace en hauteur seulement deviendrait plus nuisible qu'utile, comme je m'en suis assuré en Italie, pendant la campagne de 1859, lorsque quelques églises ont été provisoirement ouvertes à nos blessés.

Les moyens d'aération naturelle me semblent aussi de beaucoup préférables, en principe, aux systèmes les plus ingénieux de ventilation artificielle. Ceux-ci néanmoins ne doivent pas être négligés pour seconder provisoirement ceux-là, plutôt que pour les remplacer définitivement, à moins de conditions exceptionnelles.

L'installation des salles a une telle importance, que l'on ne saurait trop y insister. Elles ne doivent pas contenir, en général, plus de vingt à trente lits ; mais trop petites cependant, elles multiplient les angles rentrants, moins favorables aux malades que l'espace vide tout autour d'eux : c'est ainsi qu'une chambre de quatre lits, fût-elle grande, s'infecterait plus vite qu'une galerie ouverte où seraient couchées dix, vingt ou même trente personnes.

L'accès des salles doit être facilité par de vastes paliers à doubles portes, avec des escaliers doux à monter. On pourrait, selon le besoin et à volonté, agrandir, rétrécir ou diviser une salle par le moyen de cloisons mobiles. C'est ce que j'ai vu, par exemple, à l'hôpital militaire de Bayonne, que je considère comme un modèle à peu près complet des établissements hospitaliers. La construction en avait été confiée autrefois à un officier du génie qui s'était entouré, à cet effet, de toutes les lumières, de toutes les opinions utiles, et qui est devenu aujourd'hui le maréchal Niel.

Les salles de rechange, dont l'institution toute militaire remonte à une proposition du Conseil de santé des armées, vers la fin du dernier siècle, paraissent adoptées maintenant dans les hôpitaux civils, et doivent être soigneusement réservées pour l'Hôtel-Dieu.

J'exprimerais le vœu d'y joindre une salle de convalescence, comme je l'avais établie au Val-de-Grâce, lorsque j'en étais le médecin en chef, si cette proposition n'entraînait pour un hôpital civil l'inconvénient des abus et peut-être l'insuffisance de la discipline.

Les fenêtres à ouvertures élevées plutôt que basses, comme dans les hôpitaux anglais, dont a parlé M. Giraldès, offrent le double avantage d'assurer mieux l'aération de la salle, sans exposer les malades à l'action directe de l'air.

Le parquet, préférable au dallage, doit être frotté avec soin plutôt que lavé à grande eau, comme on le fait trop souvent encore, même dans les hôpitaux du Midi, où cette coutume paraît moins nuisible.

Sans m'arrêter aux détails de la literie, je dirai seulement qu'il faut se contenter, dans chaque salle, de deux rangées de lits, également espacés les uns des autres, selon un cubage d'air invariable, écartés des murs, composés d'un matelas et d'un sommier élastique, au lieu d'une paillasse, et proportionnellement disponibles pour assurer à quelques malades graves un lit de rechange, en même temps qu'une plus grande aération. Les lits de femmes conserveraient seuls des rideaux, mais habituellement ouverts jour et nuit.

Il suffirait d'affecter au nouvel Hôtel-Dieu 300 ou 400 lits, comme grand hôpital, sinon 100 ou 200 seulement comme petit hôpital, à condition de reporter 400 ou 500 lits sur un autre établissement à construire ailleurs. La solution de la difficulté me paraît satisfaisante, à cet égard, dans le remarquable écrit de M. Trélat.

Le point essentiel, après une juste fixation arrêtée, ce sera de ne dépasser jamais la contenance réglementaire des lits dans aucune salle, sous peine d'y provoquer les dangers de l'encombrement.

Il est inutile d'ajouter qu'à chaque salle seraient annexés deux cabinets à part, pour les maladies les plus graves, ou provisoires pour les affections contagieuses, ou bien encore pour les grandes opérations chirurgicales, mais à l'abri de l'air des salles.

Une propreté minutieuse et bien réglée, des soins de charité intelligente, comme ceux que miss Nightingale a si bien exposés, l'installation la plus favorable des latrines et l'application des water-closets de l'hôpital Saint-Louis ou de tout autre système reconnu le meilleur, complèteraient les conditions d'hygiène les plus désirables pour l'Hôtel-Dieu.

Nous n'avons pas, Messieurs, à examiner ici la question spéciale et cependant si essentielle du régime alimentaire, dont l'amélioration progressive occupe encore l'administration des hôpitaux civils comme celle des hôpitaux militaires.

Mais il faut espérer que la reconstruction de l'Hôtel-Dieu procurera aux malades, avec le bienfait d'une aération salutaire, le privilège dont manquent la plupart des hôpitaux de Londres, l'exercice au grand air, dans un promenoir qui deviendra le square de l'hôpital.

Attendons aussi de l'autorité municipale le soin d'assurer aux malades le repos et le bien-être si propices à leur guérison, en les préservant le plus possible de toute habitation contiguë, des bruits du voisinage et de la proximité des établissements insalubres.

Le choix, la répartition et l'évacuation bien entendus des malades sont en définitive d'une grande importance, pour maintenir dans les hôpitaux les conditions de salubrité nécessaire et pour prévenir le développement sur place des affections nosocomiales, soit sporadiques, soit épidémiques, à plus forte raison contagieuses, dont les conséquences deviennent si funestes aux opérations chirurgicales. Il suffit de nommer l'érysipèle, la phlébite, l'infection purulente, la pourriture d'hôpital et par-dessus tout le typhus, pour démontrer, une fois de plus, combien cette question seule est capitale pour l'Hôtel-Dieu. Elle a été soulevée avec beaucoup de raison par M. Verneuil, et elle mériterait d'être reprise complétement, au point de vue des appréciations les plus autorisées de la Société de chirurgie.

La mortalité dans les hôpitaux a été si souvent le sujet de recherches utiles, que je ne crois pas nécessaire d'y revenir en ce moment. Elle a été comparée dans les grands et dans les petits hôpitaux, dans les hôpitaux civils et dans les hôpitaux militaires où la mortalité diminue proportionnellement à l'application des règles de l'hygiène, comme M. Legouest l'a très-bien démontré pour les hôpitaux de la garnison de Paris et de Vincennes.

Permettez-moi seulement, Messieurs, de rappeler ici, ne fût-ce que comme digression, un argument considérable à l'appui de l'opinion que, pour ma part, j'avais longuement développée dans la discussion de l'Académie de médecine.

Les terribles effets de l'encombrement avaient entraîné des désastres, dans la campagne de Crimée ; le choléra, la dyssenterie, le scorbut, la pourriture d'hôpital, et par-dessus tout le typhus, avaient décimé nos troupes. D'aussi grands malheurs pouvaient se reproduire dans une nouvelle guerre, il s'agissait de les prévenir, et ce fut vers ce but que tendirent tous mes efforts, lorsque j'eus l'honneur d'être nommé médecin en chef de l'armée d'Italie. Ma position, comme chirurgien de l'Empereur, me faisait doublement un devoir de solliciter auprès de Sa Majesté la latitude la plus étendue pour obtenir des autorités militaires et administratives la dissémination constante et l'évacuation régulière des blessés, en multipliant partout les secours hospitaliers. C'est ainsi qu'à part nos ambulances réglementaires et d'innombrables maisons de secours, nous avons transformé la plupart des établissements publics en hôpitaux, jusqu'à en compter 23 à Milan et 38 à Brescia. Mais aussi la conséquence finale de cette vaste diffusion a été de prévenir l'encombrement et de préserver l'armée de toute épidémie.

Et maintenant, Messieurs, si je cherchais à rétablir le lien de la discussion, interrompu peut-être par cette courte digression, je dirais que la population des hôpitaux de Paris forme aussi une armée entière dont il faut sauvegarder la conservation par la multiplicité des soins, par la dissémination des malades et par l'évacuation des convalescents. Ce que l'on fera pour tous les hôpitaux en général dans cette direction, deviendra un bienfait particulier pour l'Hôtel-Dieu.

L'institution des secours à domicile tend d'ailleurs de plus en plus à seconder efficacement l'Assistance publique, depuis que son ancien directeur, M. Davenne, en a dignement pris l'initiative à Paris. C'est donc une œuvre qui doit contribuer aussi à la salubrité des hôpitaux.

La reconstruction de l'Hôtel-Dieu intéresse enfin l'enseignement clinique dont la Société de chirurgie saura proclamer hautement l'importance. Les traditions de l'école de Desault et l'ancienne renommée de Dupuytren nous en font un devoir. Je crois cependant que le permis d'entrée pour les élèves devrait être exclusivement accordé aux ayants droit, afin de mieux assurer leur instruction pratique, afin d'éloigner de là tous les curieux que nous avons vus autrefois se presser en foule dans les salles et autour des lits, afin surtout de préserver les malades graves des inconvénients journaliers d'une trop grande affluence de monde au milieu d'eux.

On pourrait d'ailleurs étendre très-utilement les ressources de la clinique aux consultations du Bureau central, en consacrant par exemple deux heures par jour aux élèves, qui trouveraient là un complément d'instruction sans cesse varié, et qui sauraient s'inspirer doublement des devoirs de leur carrière, auprès des maîtres et auprès des malades.

Je termine ici, Messieurs, ce trop long discours, en vous remerciant de votre bienveillante attention, et en vous soumettant, sous toutes réserves, quelques propositions qui expriment de simples vœux de ma part. Puissent ces propositions, comme je l'espère, s'accorder avec les vôtres, et mériter l'approbation de l'autorité supérieure, au moment où elle semble suspendre ses dernières décisions sur l'entreprise de reconstruction de l'Hôtel-Dieu !

Voici ces propositions, les unes générales, les autres spéciales :

1° Propositions générales :

Reconstituer et agrandir la commission médicale des hospices, pour en former un conseil d'hygiène des hôpitaux civils.

Ce conseil serait composé du directeur de l'Assistance publique, président, de quatre médecins et de quatre chirurgiens honoraires des hôpitaux, dont deux appartiendraient à l'enseignement clinique, d'un pharmacien honoraire, membre de l'Académie, d'un ingénieur et d'un architecte de la ville. (Chaque hôpital aurait un conseil d'administration, et le directeur ne serait plus seul responsable.)

Une inspection médicale des hôpitaux serait confiée aux membres de ce conseil, mais dans les attributions propres et exclusives à chacun d'eux.

Une inspection complète de tous les hôpitaux actuels en apprécierait l'utilité, d'après l'emplacement, la construction, l'emploi et les transformations ou perfectionnements nécessaires, en examinant ensuite la question des hôpitaux futurs à créer, selon les besoins de la ville de Paris.

2° Propositions spéciales :

Reconstruire l'Hôtel-Dieu de 300 à 400 lits au plus, non dans la Cité, où sa place n'a plus de raison d'être et entraînerait, sans nécessité, des frais immenses, mais sur le terrain occupé par l'annexe, c'est-à-dire sur la rive gauche, avec toutes les conditions de l'hygiène hospitalière.

Ou bien, si l'emplacement de la Cité devient inévitable, par des considérations étrangères ou supérieures à notre appréciation, il conviendrait au moins d'y réserver le plus grand espace possible pour un petit hôpital de 100 à 200 lits seulement.

Ce petit hôpital serait exclusivement destiné à des malades graves, hors d'état d'être transportés ou secourus ailleurs. Il pourrait, en conservant la dénomination d'Hôtel-Dieu, servir de type ou de modèle aux *maisons de secours*, dont l'installation sera plus tard sans doute reconnue nécessaire au centre de chaque arrondissement.

Il sera indispensable, en même temps, de construire un nouvel hôpital de 400 à 500 lits, vers le nord-est de Paris, dans le quartier Popincourt, où prédomine aujourd'hui la classe ouvrière, en ménageant d'avance à cet établissement hospitalier un vaste terrain d'acquisition, mais en différant jusque-là de démolir l'ancien Hôtel-Dieu.

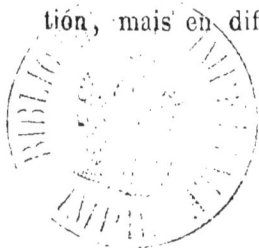